RELATION

D'UNE

ÉPIDÉMIE DE DIPHTÉRIE

QUI A RÉGNÉ A AUCH EN 1885

PRÉCÉDÉE

D'UNE ÉTUDE TOPOGRAPHIQUE, HYDROGRAPHIQUE ET MÉTÉOROLOGIQUE

DE LA VILLE D'AUCH

Ainsi que d'un aperçu hygiénique de ses Habitants

Par le Docteur PUJOS

Lauréat de l'Académie de médecine et du Comité supérieur d'hygiène de France

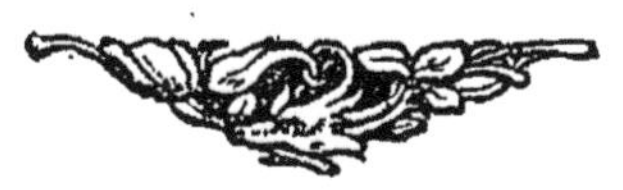

AUCH

IMPRIMERIE ET LITHOGRAPHIE J. CAPIN

1887

RELATION

D'UNE

ÉPIDÉMIE DE DIPHTÉRIE

QUI A RÉGNÉ A AUCH, EN 1885

———

« La disposition des localités imprime à l'atmosphère et aux maladies des caractères si particuliers que nous croyons utile de faire précéder notre travail sur la diphtérie d'une esquisse de topographie, d'hydrographie et de météorologie de la ville d'Auch ainsi que d'un aperçu hygiénique de ses habitants. Cette étude sera comme une introduction nécessaire à l'histoire de l'épidémie dont nous donnons plus loin la relation.

« TOPOGRAPHIE

« La position géographique de la ville d'Auch est donnée par le tableau suivant qui est déduit des triangulations effectuées pour l'exécution de la carte de France dite du dépôt de la guerre. •

	LATITUDES		LONGITUDES		ALTITUDE
AUCH	EN DEGRÉS	EN GRADES	EN DEGRÉS	EN GRADES	DU SOL
	43°38'50"	48 g. 4969	1° 45' 8"	1 g. 9469	166 mètres.

« Chef-lieu du département du Gers et anciennement capitale du peuple appelé les *Ausci*, Auch, 14,186 habitants, plus particulièrement exposé à l'Est, est situé sur la croupe et le penchant de l'un des côteaux qui bordent la rive gauche du Gers. Le Gers, petite rivière très sinueuse, peu abondante malgré un léger tribut apporté d'une façon intermittente, depuis dix-sept à dix-huit ans, par la Neste, est aussi sujet à presque tarir pendant les fortes chaleurs qu'à déborder aux moindres pluies. Il prend sa source dans les *Landes de Pinas*, près de la base de la chaîne des Pyrénées. Son cours assez lent s'effectue, du midi au nord, entre deux collines à peu près parallèles dans toute leur étendue, mais dont la hauteur diminue d'une manière sensible à mesure qu'on s'avance vers le nord. La vallée du Gers occupe le centre du département et les collines de la rive droite ont une élévation beaucoup plus considérable que celles du côté opposé. L'aspect du vallon que parcourt cette rivière est assez agréable : de superbes prairies ombragées par des saules, des peupliers et des ormes les couvrent dans toute son étendue. Les collines qui limitent la vallée sont peu boisées ; les bois étendus deviennent de plus en plus rares. Après un trajet de quatre-vingt-dix kilomètres, sur un *fond argileux et vaseux*, les eaux du Gers vont se perdre dans la Garonne, au-dessous de Layrac, à huit kilomètres environ au dessus d'Agen. Il n'existe, à notre connaissance, aucun renseignement sur la composition et le débit des eaux du Gers. Les sources qui l'alimentent prennent naissance, pour la plupart d'entr'elles, dans des assises calcaires et le carbonate de chaux est l'élément qui domine naturellement dans ses eaux. Quant aux crues, elles sont subites et considérables comme cela a lieu dans toutes les contrées à sous sol imperméable.

« Le pays est généralement montueux, inégal. On peut dire, d'une façon générale, que la couche superficielle et végétale de ses terres repose sur des bancs calcaires ou argileux d'une épaisseur à peu près indéterminée. Le terrain des environs d'Auch est mis à jour dans toutes les directions, tant par les nombreuses carrières ouvertes dans le voisinage de la ville que par les routes qui le traversent. La coupe des côteaux des environs d'Auch commence vers l'altitude de 125 mètres qui est celle du fond de la vallée du Gers et elle s'étend jusqu'à 280 mètres niveau de l'église d'Embats qui est le point culminant de la contrée. Elle embrasse donc une hauteur de 155 mètres qui comprend à la fois l'étage inférieur de l'Armagnac et la base de l'étage supérieur. La puissance de la masse d'Auch est considérable, elle s'élève dans certaines carrières jusqu'à 10 mètres. La roche est compacte, grise ou légèrement maculée de jaune clair. Elle renferme *quelques druses* dans lesquelles le carbonate de chaux a cristalisé. Les moules *d'hélice* sont assez communs à la partie supérieure du banc.

« La couche végétale du sol ou terre superficielle est un composé d'argile, de carbonate de chaux et de quelques parties de sable. La proportion dans laquelle se rencontrent les deux premières substances en détermine les qualités et le nom particulier qu'on lui donne dans le pays. C'est ainsi que lorsque l'argile domine elle prend le nom de terre forte et celui de *Boulbène* quand c'est le carbonate de chaux qui abonde. Ces deux terres peuvent être prises pour types de toutes les autres qui n'en sont absolument que des variétés respectives. Cependant, à ces deux terres types, on peut en ajouter une troisième qui paraît en être distincte et indépendante. Cette terre est le tuf. Le tuf, au lieu de se trouver sous la couche supérieure de la terre végétale, se rencontre quelque fois, mais rarement et toujours en petite quantité, dans la couche supérieure. On appelle cette terre en patois « terro tuhé ou tuhé » simplement. L'on trouve ordinairement dans le sein de cette terre tuf des bans considérables de grès d'une formation secondaire ou tertiaire. Le premier dont le tissu parfaitement égal, parfaitement homogène et formé en général de grains quartzeux, transparents et à angles vifs cimentés par un gluten calcaire, est disposé par couches horizontales assez régulières, d'une forte épaisseur et séparées entr'elles par une légère couche de terre. Le second, composé de grains très inégaux, d'une consistance beaucoup plus faible que celle du précédent, se rencontre presque toujours en blocs isolés et comme enseveli dans des amas quartzeux, incohérents. La pierre de grés a la propriété de résister plus que la pierre blanche à l'action de la destruction du temps. Dans quelques unes des variétés de la terre forte des environs d'Auch sont des amas de gypse (sulfate de chaux) qui constituent des carrières abondantes.

« HYDROGRAPHIE SOUTERRAINE

« La connaissance des circonstances dans les quelles les sources se forment et celle de leur distribution, à la surface du sol, constitue l'une des applications les plus importantes de la géologie. Cette science offre également un guide sûr pour la recherche des eaux jaillissantes. Les sources doivent leur existence aux eaux météoriques. Celles-ci, en ruisselant sur le sol, rencontrent des couches fissurées ; elles s'y infiltrent et y circulent jusqu'à ce qu'étant arrêtées par des assises imperméables elles forment des nappes qui coulent à leur surface et s'épanchent au point où ces assises viennent affleurer. Ces nappes sont souvent fort étendues et elles donnent naissance à une grande quantité de sources. C'est ce que l'on appelle des *niveaux d'eau.* Toutes les sources d'une contrée se trouvent donc en rapport avec l'existence d'un nombre limité de niveaux d'eau qu'il importe de connaître. L'existence de ces niveaux d'eau étant subordonnée à celle des assises calcaires on doit s'attendre à en voir diminuer le nombre à mesure que celles-ci s'oblitèrent ou disparaissent. C'est, en effet, ce qui arrive. Aux environs d'Auch, par exemple, on ne retrouve déjà plus qu'un seul niveau ; celui de la masse placée vers le sommet de l'étage inférieur de l'Armagnac, mais comme cette masse est très épaisse les eaux qu'elle récèle sont abondantes. Le voisinage des sources a, dans cette région, déterminé la fixation sur les hauteurs des principaux groupes d'habitations. La ville d'Auch, placée à un niveau bien inférieur à celui qu'elles occupent, est alimentée par la dérivation de quelques unes d'entre elles ; preuve évidente qu'elles sont dans la contrée le seul grand réservoir où il soit possible de puiser.

HYDROLOGIE.

DES EAUX POTABLES DE LA VILLE D'AUCH

« Ce que nous avons dit de la constitution géologique du sol laisse déjà pressentir la composition de l'eau de sources.

« L'alimentation des fontaines d'Auch provient : 1° de la source de Peyrusse ; 2° de la source de Carlès ; 3° du drainage de Carlès ; 4° du drainage de Bordeneuve ; 5° du drainage de Péjoulin.

« Voici le résumé des analyses faites par M. Filhol, professeur de chimie à la Faculté des Sciences de Toulouse, sur un litre d'eau de chaque échantillon :

	SOURCE de Peyrusse ou de Bégué	SOURCE de Carlès	DRAINAGE de Carlès	DRAINAGE de Bordeneuve	DRAINAGE de Péjoulin
	Grammes	Grammes	Grammes	Grammes	Grammes
Carbonate de chaux.	0.2800	0.2800	0.2760	0.2740	0.2860
Carbon^{te} de magnésie	0.0430	0.0480	0.0260	0.0415	0.0425
Chlorure de sodium.	0.0235	0.0275	0.0270	0.0270	0.0370
Azotates de potasse, de soude et de chaux	0.0005	0.0020	0.0015	Traces	0.0015
Silicates de potasse et de soude	0.0250	0.0210	0.0175	0.0105	0.0250
Matières organiques.	0.0130	0.0165	0.080	0.0070	0.0190
Sulfate de chaux....					
Oxyde de fer.......	Traces	Traces	Traces	Traces	Traces
Iode.............					
Résumé du total..	0.3850	0.3950	0.3560	0.3600	0.4100

« Ces analyses sont, de la part de leur auteur, l'objet des réflexions suivantes :

« 1° Ces eaux peuvent être considérées comme de bonnes eaux potables.

« 2° Les cinq qui nous ont été remises se ressemblent assez pour qu'il n'y ait aucun intérêt à préférer l'une d'elles aux autres.

« Ces eaux ne contiennent aucune substance nuisible à la santé ; elles sont peu chargées de substances salines et sont supérieures en qualité à beaucoup d'eaux dont on fait usage ailleurs pour la boisson sans le moindre inconvénient.

« Depuis 1861 jusqu'en 1881, l'alimentation d'eau potable de la ville d'Auch s'est faite exclusivement au moyen du captage des diverses sources que nous venons de nommer et des eaux provenant des drainages effectués dans les vallons de Carlès, de Bordeneuve et de Péjoulin. Ces eaux, conduites par un large aqueduc, se rendent dans un bassin de 7,500 mètres cubes de capacité situé au-dessus du cimetière et de là en ville, à la façon d'un vase communiquant, où elles sont distribuées, à cinquante bornes-fontaines.

« La capacité de ce bassin que M. l'ingénieur Robaglia avait primitivemement projetée a 18,000 mètres cubes, fut réduite par le Conseil municipal, dans un but d'économie mal comprise, à 7.500 mètres cubes. Tel il fut exécuté et il pût ainsi distribuer, par habitant et par jour, 25 litres d'eau environ. Ce débit de 25 litres, tout insuffisant qu'il était, aurait eu quelques chances d'être longtemps maintenu si la surveillance constante recommandée par l'ingénieur eût été exercée sur tout le réseau de drainage et sur les puits d'observation. Il n'en fut malheureusement pas ainsi. Toujours par économie, on supprima le surveillant très capable qu'au début on avait nommé et on vit, à partir de ce moment, chaque année, sans qu'on s'en rendit autrement compte que par la diminution du débit, quelques drains s'obstruer. On finit ainsi, peu à

peu, par arriver, en été, à une disette d'eau qui rappe-
lait un peu les disettes mémorables dont avait, autrefois, si souvent souffert la ville d'Auch. Par une
incurie inexplicable, on avait fait perdre aux habitants tout le bénéfice qu'ils devaient retirer de l'exécution coûteuse du beau projet de M. l'ingénieur
Robaglia.

« La préoccupation périodique déterminée par la
pénurie d'eau chaque été et chaque automne, dans la
ville d'Auch, devait nécessairement imposer encore
à la municipalité l'étude de nouveaux moyens à
employer afin de ne pas laisser réduire pendant une
grande partie de l'année la consommation d'eau de
chaque habitant au cinquième. — La consommation
d'eau de la ville est, en effet, par jour, en été de
500 mètres cubes ; l'eau des sources ne fournit que
100 mètres cubes.

« Parmi les moyens proposés, le Conseil municipal,
séduit par les expériences déjà faites par M. Bollée,
mécanicien à Angers, dans quelques villes de la
région, arrêta son choix sur un système au moyen
duquel l'eau, prise à la rivière, était montée à presque
toutes les parties les plus élevées de la ville. Ce système n'était autre que celui des béliers hydrauliques.
Son exécution a permis d'envoyer l'eau du Gers, d'une
part au grand bassin de 7,500 mètres cubes où elle
se mélange à l'eau dont nous avons fait connaître,
plus haut, l'analyse, et de l'autre à un bassin de
1,200 mètres cubes de capacité, situé à la partie la
plus élevée du quartier de l'Oratoire et exclusivement
destiné à son alimentation. (Les béliers peuvent
monter par jour 369 mètres cubes d'eau. Ils en déver-
sent au grand bassin 300 mètres cubes environ et
40 au petit bassin.)

« Si les béliers hydrauliques, comme l'expérience
l'a prouvé, n'eussent pas été sujets à de fréquents
dérangements ; si, principalement, ils avaient apporté
aux habitants un supplément d'eau dont les qualités
potables eussent été irréprochables, nous aurions
applaudi aux efforts faits par la municipalité. Hélas !

que nous sommes loin de ce résultat ! Quand le projet des béliers fut discuté, la municipalité ne prêta point l'oreille aux objections qui lui furent officieusement faites et, chose incroyable, elle négligea, sur une question d'hygiène de cette importance, de prendre l'avis des Comités compétents. Cependant, en chargeant le Comité consultatif d'hygiène publique, institué près du Ministre du commerce, de l'examen des questions de salubrité se rapportant au régime des eaux, le gouvernement a bien entendu que cette assemblée fut appelée à donner son avis, au point de vue de l'hygiène, sur les travaux projetés par les municipalités pour approvisionner d'eau potable les villes et les communes. Si cet avis eût été demandé, il est probable qu'on eût dit alors à la municipalité d'Auch que la rivière le Gers est loin de présenter les bonnes conditions que doit offrir tout cours d'eau auquel on prend ses eaux pour alimenter une ville. Son débit, en effet, est trop faible, son cours trop lent, son fond, au lieu d'être sablonneux ou caillouteux, est extrêmement vaseux ; ses eaux deviennent limoneuses après chaque ondée un peu abondante.

« Quant aux choix du point où l'eau est prise, il ne pouvait être plus mauvais. Sans compter que, presque immédiatement en amont, il existe, sur les bords du Gers, une usine à la Ribère, la caserne d'infanterie, les baignades du Garros et du moulin de la Ribère, des dépôts d'immondices au Moulias et à la Caillaouère chez M. Cassaignard ; toutes circonstances qui doivent favoriser l'entraînement dans la rivière de nombreux résidus solides et liquides de matières en décomposition ; il y a, en outre, les graves inconvénients d'hygiène déterminés par la prise d'eau dans le bief du moulin de St-Martin dont le niveau d'eau varie, suivant le fonctionnement ou l'arrêt des meules, de 40 à 50 centimètres chaque 24 heures. Il en résulte que les berges vaseuses et les matières organiques qui y tombent sont alternativement couvertes par l'eau et découvertes et ainsi exposées à l'air et aux rayons du soleil. Dans ces conditions, une décomposition rapide se produit et augmente la souillure des eaux. Enfin, n'est-il à peu près certain, d'après l'inspection topographique des lieux, que les eaux infiltrantes qui descendent des hauteurs du cimetière se réunissent dans la vallée vers le moulin, comme pour y accumuler encore des agents actifs d'infection. De nouvelles causes de souillures des eaux du Gers, qu'il serait, cette fois, bien facile de faire disparaître par une surveillance persévérante, nous ont été dernièrement signalées par un de nos collègues du Conseil d'hygiène. Nous voulons parler des latrines du moulin de St-Martin situées sur la berge du bief à quelques mètres de la prise d'eau des béliers, et d'une pêche renouvelée assez fréquemment, paraît-il, qui serait faite dans le bief, précédée, pour attirer le poisson, de l'immersion de sacs remplis de matières fécales et violemment agités dans l'eau.

« Nous nous garderons bien, pour le moment, insuffisamment édifié que nous sommes, d'établir un lien étiologique entre l'usage de ces eaux en boisson et les affections épidémiques qui ont été observées, ces dernières années, à Auch. Le temps écoulé, depuis que l'eau du Gers alimente notre ville, est encore relativement court. Mais qui peut dire, étant données les conditions fâcheuses d'hygiène que nous signalons, ce que nous réserve l'avenir. Toutes ces lois élémentaires de l'hygiène, si évidemment transgressées ici, ne nous créent-elles pas le devoir d'être, sans cesse, en éveil et de nous souvenir que les données étiologiques, que nous possédons aujourd'hui, prouvent que le poison générateur de la fièvre typhoïde et peut être aussi de la diphtérie, est contenu dans les produits de la décomposition des matières animales. L'observation n'a-t-elle pas également démontré depuis longtemps que c'est non-seulement dans les émanations putrides contenues dans l'air, mais encore dans l'infection de la nappe d'eau souterraine que la fièvre typhoïde prend son origine.

« Mais l'eau est filtrée, objectera-t-on ?

« Il est démontré que presque tous les filtres laissent passer les matières organiques et les micro-organismes.

« Les filtres en porcelaine de Chamberlant semblent seuls, à peu près, retenir les agents zymotiques. Malheureusement, ils ne sont pas appliqués ni applicables, croyons-nous, au filtrage de masses considérables d'eau comme doivent en utiliser les villes.

« Quant aux filtres construits avec graviers fins et charbon, pour si bien installés et pour si souvent nettoyés ou renouvelés qu'ils soient — et en est-il ainsi à Auch? — ils n'enlèveront pas aux eaux du Gers, prises au bief du moulin de Saint-Martin, toutes les qualités nocives qu'elles recèlent principalement en été. Et c'est précisément à cette époque de l'année que, les drainages donnant peu d'eau (100 mètres cubes), on a recours, pour l'alimentation de la ville, à l'eau du Gers.

« Nous nous sommes renseigné sur la quantité de matières organiques contenues dans le Gers ce mois de mars 1886, c'est-à-dire à ce moment de l'année où l'eau de la rivière est la plus propre et coule avec le plus d'abondance Nous avons appris que, même à ce moment, l'eau du Gers filtrée est une mauvaise eau potable. Que doit-elle donc être au mois d'août et de septembre et les années où la Neste n'apporte plus au Gers, pendant un mois, son léger tribut?

« Tandis qu'une eau potable ne doit contenir que quelques milligrammes de matières organiques, les trois échantillons d'eau que M. Arrès-Lapoque a eu l'obligeance, sur notre prière, d'analyser, nous révèlent :

1º Qu'au bief du moulin, l'eau détruit trente milligrammes d'une solution de permanganate de potasse titrée à un milligramme de caméléon par centimètre cube ;

» 2° Qu'au bassin de l'Oratoire, l'eau filtrée détruit dix-huit milligrammes de la même solution;

» 3° Qu'au grand bassin de la Côte des Neiges, il en détruit quatorze milligrammes.

» Or, une eau douce qui détruit seize milligrammes de permanganate de potasse, d'après M. Adrian, est considérée comme impropre à l'alimentation. L'eau du réservoir de l'Oratoire détruisant dix-huit milligrammes est assurément mauvaise et contient une suffisante quantité de matières organiques pour absorber la totalité de l'oxygène et donner naissance à des produits organisés.

« La connaissance de ce fait est grave. Et notre devoir n'est-il pas de le signaler, afin qu'au plus tôt cette question importante soit bien et définitivement jugée. Nous demandons, instamment dans ce but, qu'une analyse de ces eaux soit faite, à Paris, par le Comité supérieur d'hygiène. Les échantillons d'eau à envoyer à Paris devront être recueillis au mois d'août ou septembre, et conformément aux indications de l'instruction du Comité supérieur d'hygiène relative aux conditions d'analyse des eaux destinées à l'alimentation publique. Tout le monde sera, de cette façon, sûrement édifié, étant donné la haute compétence du Comité. En attendant ce résultat, et pour hâter le travail du Comité supérieur, nous ne cesserons de répéter que nous sommes convaincu que l'eau, mise à la disposition de la ville d'Auch, ne présente pas les qualités d'une eau potable et qu'il est très urgent d'aviser.

» Nous désirons que le public sache bien qu'il est de toute nécessité pour une ville, coûte que coûte, d'avoir pour son alimentation une bonne eau potable et, qu'à notre avis, la meilleure eau est l'eau de source. Celle-ci, sortant de terre comme d'un filtre, ne peut être contaminée si elle est immédiatement bien captée et amenée en ville dans des canaux. L'eau de source a, en outre, l'avantage de ne point transporter les principes morbides comme le font les cours d'eau et les petites rivières.

« En résumé, on a dépensé beaucoup d'argent, depuis trente ans, à Auch, pour avoir de l'eau potable et on n'a pu assurer à la ville ni la qualité, ni la quantité d'eau nécessaire, indispensable à chaque habitant. Avant longtemps, la question de distribution d'eau potable s'imposera encore, avant tout autre, à notre municipalité. Nous faisons des vœux bien sincères pour que ce ne soit pas une cruelle épidémie qui l'oblige à hâter l'éxécution des travaux destinés à assurer à notre ville son alimentation d'eau potable. De nouvelles et considérables dépenses deviendront nécessaires. Nous adjurons ceux qui ont charge de nos intérêts et de notre santé de faire étudier, sans retard, tous les projets qui pourront leur être soumis. Nous estimerons n'avoir pas perdu notre temps si, le moment de l'exécution venu, nos édiles veulent bien s'inspirer de nos observations.

Météorologie.

« L'air qu'on respire à Auch peut être à peu près assimilé, par sa nature, à celui de la montagne, lequel presque constamment agité, balloté par les collisions qu'il subit dans le détroit des vallons où il circule, dégagé enfin, à raison de son élévation, des matières étrangères qui s'évaporent de la terre, possède toutes les qualités pour servir de source et de soutien à la santé. Si quelque chose est capable de rendre l'atmosphére de cette ville moins pure, ce sont les exhalaisons vaseuses qui s'échappent du bassin que forme le Gers, en face de la ville, lorsque les eaux sont basses. Il faut, cependant, faire observer qu'heureusement, ces effluves dont l'action est très pernicieuse, quand elle est permanente, sont assez promptement dissipés et emportés par les vents de l'Est et de l'Ouest qui soufflent alternativement les trois quart de l'année. Les vents des divers autres points de l'horizon, ne soufflant que par intervalles et à des époques indéterminées, ont sur nous une action moins continue, mais plus marquée ; car les grands changements qui surviennent dans l'atmosphère ont toujours lieu sous leurs courtes intercurrences. Ainsi par exemple, le Sud-Ouest manque rarement, surtout en été, d'amener la pluie et des orages et celui du Nord, les froids les plus vifs en hiver. Un léger vent du Nord-est, qui se fait communément sentir aux deux crépuscules et qui, par sa fraîcheur, nous procure en été des soirées et des matinées délicieuses, sert encore à dégager l'air qui nous environne des particules étrangères et nuisibles dont il peut se charger, ainsi que des brouillards qui s'élèvent ordinairement pendant les nuits d'automne sur la rivière. Les causes d'insalubrité que nous venons de faire connaître, n'étant le plus souvent que passagères, ne peuvent pas être comparées à celles qui résultent des vicissitudes soudaines dans les dispositions de l'air. Nous sommes, en effet, très fréquemment exposés à des variations dans la température qui sont toujours très sensibles d'un jour à l'autre, du jour à la nuit, du matin au soir. Il n'est pas rare d'éprouver, dans la même semaine et quelquefois dans le même jour, les impressions successives du froid et du chaud, du sec et de l'humide et de voir un zéphir paisible remplacer tout-à-coup un aquilon fougueux. C'est à cette circonstance dans l'atmosphère, à ces intempéries presque continuelles et toujours extrêmes qui renversent en quelque sorte l'ordre naturel des saisons qu'on doit rapporter le plus souvent l'origine des constitutions médicales diverses que nous avons l'occasion d'observer.

» Les tableaux suivants des observations météorologiques qui sont des moyennes des résumés mensuels, permettront d'embrasser, d'un coup d'œil, l'état de l'atmosphère et du temps en 1885 et pendant les mois où a régné la dipthérie.

STATION D'AUCH 1885

Observations Météorologiques

Pluie tombée pendant l'année

MOIS	NOMBRE de jours	HAUTEURS d'eau tombées	OBSERVATIONS
Janvier..............	7	35ᵐᵐ25	
Février.............	11	60 . 75	
Mars	7	40 · 50	
Avril...............	20	121 »»	Hauteur totale
Mai	15	42 »»	
Juin................	10	135 »»	845ᵐ25
Juillet.............	8	84 25	
Août................	9	46 50	
Septembre...........	9	119 25	
Octobre	20	108 »»	
Novembre...........	10	35 25	
Décembre............	6	17 50	

VENTS

NOMBRE DE JOURS OU LES VENTS ONT SOUFFLÉ DU							
N.	N.-E.	E.	S.-E.	S.	S.-O.	O.	N.-O.
16	12	127	22	4	100	3	81

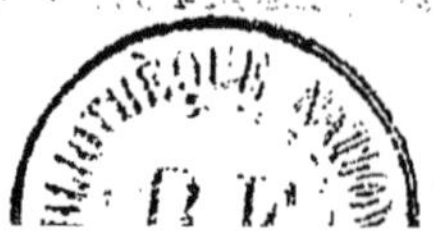

HAUTEURS BAROMÉTRIQUES

MOIS	HAUTEUR moyenne à zéro	OBSERVATIONS
Janvier........................	746 mm 6	
Février........................	746 6	
Mars........................	747 2	
Avril........................	746 7	
Mai........................	747 3	
Juin........................	747 5	
Juillet........................	750 3	
Août........................	746 5	
Septembre........................	750 3	
Octobre........................	746 2	
Novembre........................	749 5	
Décembre........................	756 3	

VENTS

MOIS	NOMBRE DE JOURS OU LES VENTS ONT SOUFFLÉ DU							
	N.	N.-E.	E.	S.-E	S.	S.-O.	O.	N.-O
Janvier............	3	4	12	7	»	1	»	4
Février............	»	»	16	1	»	11	»	»
Mars..............	3	1	15	»	»	5	»	7
Avril..............	»	»	8	1	»	11	»	10
Mai	»	1	5	3	»	16	1	5
Juin..............	1	»	19	»	»	7	»	3
Juillet............	1	5	3	»	»	4	»	18
Août	2	»	9	»	»	10	1	9
Septembre	»	»	13	1	»	8	»	8
Octobre	»	»	5	2	2	14	»	8
Novembre..........	»	»	15	»	»	10	1	4
Décembre..........	6	1	7	7	2	3	»	5

MOYENNES DES TEMPÉRATURES

MOYENNES DES TEMPÉRATURES		
	6 h. matin.	1 h. s.	9 h. soir.
Janvier	0.17	5.30	2.63
Février	2.97	8.45	5.8
Mars	4.19	11.59	7.57
Avril	7.09	13.05	9.15
Mai	10.05	17.72	12.15
Juin	15.26	23.2	18.8
Juillet	18	24.89	22.35
Août	16.	23.7	17
Septembre	12.8	20.18	15.66
Octobre	8.22	12.72	10.11
Novembre	6.96	11.51	9
Décembre	1.65	5.31	2.33

« Il ressort de la lecture de ces tableaux qu'en 1885 les vents qui ont presque toujours régné sont, par degrés de fréquence : le vent d'Est qui a soufflé pendant 127 jours, le vent du Sud-Ouest qui a soufflé pendant 100 jours et le vent du Nord-Ouest qui a soufflé pendant 81 jours.

« Les mois de septembre et les mois d'octobre sont ceux où il est tombé la plus grande quantité de pluie 119 mill. en septembre et 108 en octobre.

« Les plus grandes hauteurs moyennes barométriques ont été observées : en novembre, 749 mètres 5 et en décembre 756.3.

« Le printemps a été variable.

« L'été a été très chaud et les derniers mois de l'année assez rigoureux mais humides, à cause de l'eau considérable tombée en septembre et octobre.

Hygiène des Habitants.

« La ville d'Auch, bâtie sur une colline arrondie, exposée à la fois au midi, au levant et au nord, est reliée à une arète plus élevée à l'ouest, arète sur laquelle est construite la rue de l'Oratoire. Un plateau assez étendu domine les flancs de la colline et sert d'emplacement aux places de la Mairie et de la Cathédrale. A ses pieds se trouve, en deçà et en delà du Gers, la basse ville. Sur les flancs de la colline, sur le plateau et sur l'arète de l'ouest est située la haute ville.

« Les habitations de la haute ville sont construites de façon à présenter, pour la plupart, les garanties générales réclamées par l'hygiène. Les maisons sont en pierre et leur distribution intérieure permet à la lumière et à l'air de pénétrer librement. Il n'en est pas de même dans toutes les parties de la base ville, particulièrement dans celle bâtie sur la rive gauche. Outre la construction défectueuse des habitations, principalement à la Treille et au Barry, la distribution est faite le plus souvent en vue de loger le plus d'habitants possible. L'air y est confiné et la lumière ne passe qu'à travers des ouvertures insuffisantes. De plus, les habitations sont humides. A la Treille, presque tous les rez-de-chaussées des maisons ont été visités, à plusieurs reprises, par des inondations, et au Barry, les maisons sont adossées à des terrasses qui laissent filtrer à travers les terres et les murs de soutènement les eaux pluviales. Il n'est pas rare de voir les murs intérieurs salpètrés et suintant un liquide visqueux et jaunâtre.

« Quoique la majeure partie des habitants jouisse d'une aisance honnête, les Auscitains vivent, pour la plupart, d'une façon sobre, mais convenable. Leurs repas, en particulier pour l'ouvrier et l'artisan, consistent en copieuses soupes aux choux, aux pois, aux haricots, etc., selon la saison, où ils mettent pour assaisonnement un morceau d'oie confite ou du lard salé. Autrefois, ils ne mangeaient guère de viande de boucherie que le dimanche et les jours de fête. Aujourd'hui, la plupart d'entr'eux en mangent une fois par jour, en petite quantité il est vrai, car ils préfèrent le pain dont ils font une immense consommation. Leur pain est de pur froment d'où l'on a séparé une plus ou moins grande quantité de fleur; il est, en général, de bonne qualité et de bon goût. Le vin qu'ils boivent est communément de l'année et d'assez bonne qualité. Cette année, à raison du défaut de récolte par suite de grêle, beaucoup de familles consomment du vin fabriqué avec des raisins secs. En été, on voit encore beaucoup d'ouvriers, principalement les journaliers, après avoir mangé leur assiette de soupe, boireau *chabrot* (ou dans l'assiette) leur *piquette*. Quelques-uns même, aimant le goût de cette boisson légèrement acidulée faite après le décuvage en jetant sur le marc qui reste dans le tonneau une certaine quantité d'eau, en font journellement la consommation. Cette boisson est astringente et étanche agréablement la soif quand elle est bien faite. Elle convient mieux en été qu'en hiver.

« Le costume de la femme de l'artisan n'a pas bien changé. Un foulard à la tête, des robes d'indienne en été et de cadis foncé en hiver, un fichu sur les épaules, des sabots au travail et des chaussures en cuir à la promenade. Le costume des femmes aisées ou des femmes du monde est élégant et varie selon la mode. Rien en cela de différent avec les costumes des grands centres.

« L'ouvrier est souvent vêtu d'un tricot de laine, recouvert d'une blouse et coiffé d'une casquette ou d'un béret bleu ou plus rarement d'une autre couleur.

« Les habitants de la ville d'Auch sont, en majorité, des ouvriers ayant un état. Cependant, les journaliers occupés aux gros travaux de la ville ou à ceux des terres de la banlieue, figurent encore pour une bonne proportion. Parmi ces derniers, on compte de nombreux espagnols dont l'hygiène laisse à désirer et est loin de ressembler à celle des indigènes.

Etat général de la population.— Maladies.— Décès.

« L'état général de la population est assez satisfaisant. On peut même avancer qu'il est bon ; c'est celui d'une population laborieuse et sage. Les affections endémiques proprement dites sont à peu près inconnues.

« Il n'en est pas de même de certaines épidémies qui, peut être, trouvent leurs causes, comme nous l'avons déjà fait pressentir, dans les modifications que l'air éprouve. Si on voit, en effet, chacun des états de l'atmosphère, lorsqu'il persiste quelque temps, amener des constitutions médicales déterminées, mais dont les formes se modifieront selon le tempéramment, l'âge, le sexe et les habitudes, on observe aussi quelquefois, à la succession des constitutions mentionnées, des modifications qui donnent, selon le cas et très probablement suivant l'état météorologique, tantôt la suette (1860), la scarlatine (1863), la rougeole (1865), tantôt la variole (1869-1870), la grippe, (1874-1875), la fièvre typhoïde (1877-1878-1882), la variole (1883-1884), la diphthérie, la scarlatine, la rougeole (1885). Les maladies chroniques que l'on observe à Auch présentent un tableau trop vaste pour que nous puissions les mentionner toutes. Nous signalerons, spécialement parmi les plus communes, la phthisie pulmonaire, l'asthme, la scrofule, le rhumatisme, l'herpétisme.

« Voici, en outre, le bulletin annuel des décès causés, en 1885, par les principales maladies régnantes, d'après les déclarations de l'état civil de la ville d'Auch.

MALADIES :	Janvier.	Février.	Mars.	Avril.	Mai.	Juin.	Juillet.	Août.	Septembre.	Octobre.	Novembre.	Décembre.
Variole	»	»	»	»	»	»	»	»	»	»	»	»
Scarlatine	1	1	»	2	»	»	»	»	»	»	»	1
Rougeole	»	»	»	»	2	»	»	»	»	»	»	»
Méningite	»	»	2	»	»	»	2	»	1	2	1	1
Fièvre typhoïde	1	1	»	»	»	1	»	1	»	1	»	»
Erysipèle	»	»	1	»	»	»	»	»	»	»	»	»
Bronchite	6	2	4	3	5	2	2	2	»	5	4	3
Coqueluche	»	»	»	»	»	»	»	»	»	»	»	»
Pneumonie	3	3	6	3	6	»	1	»	1	1	»	1
Phthisie	1	2	5	3	1	3	2	2	1	2	2	»
Diarrhée, entérite	4	1	2	»	»	»	4	10	4	3	1	»
Cholérine	»	»	»	»	»	»	1	4	»	»	»	»
Croup et angine diphtéritique	2	2	»	»	»	»	»	»	»	»	3	7
Affections purpérales	»	»	»	»	2	»	»	1	»	»	2	»
Autres affections aigües	5	9	10	3	7	4	7	7	7	5	8	2
Affections chroniques	19	13	12	5	10	7	6	12	5	9	13	4
Affections chirurgicales	»	»	»	»	2	1	»	»	1	1	2	1
Causes diverses	2	1	3	2	3	3	1	7	4	4	1	2
Total des décès par mois	42	35	45	21	37	21	26	46	24	33	37	22

Morts nés. { Garçons 12
{ Filles 8

Total de l'année 389

Morts-nés 20

TOTAL GÉNÉRAL des décès 409

RELATION DE L'EPIDÉMIE DE DIPHTHÉRIE

« La maladie épidémique qui a été observée à Auch, en 1885, est la *diphthérie*, maladie générale, aigüe, spécifique, caractérisée anatomiquement par la production de fausses membranes dans les voies respiratoires, se manifestant par des symptômes et des lésions variables, affectant tantôt une forme bénigne dans laquelle les symptômes apparents dépendent uniquement de la lésion locale, tantôt une forme maligne qui témoigne d'une intoxication générale.

« Nous inclinons à penser que ces deux formes relèvent d'un seul et même principe. Elles se sont développées, dans l'épidémie actuelle, sous l'influence du même *contagium* et elles se sont souvent succédées immédiatement sur le même individu.

« La diphthérie débuta en février, dans la partie basse de la ville, où elle fit deux victimes. Elle disparut en mars pour reparaitre en novembre, en décembre en plein augment et jusqu'à la fin de janvier. Sa marche a donc été intermittente. Elle a procédé par bonds, par poussées brusques séparées par plusieurs mois d'accalmie.

« A la seconde apparition, la plus terrible celle-là, ce fut encore, principalement, dans les quartiers de la basse ville que la diphthérie fit à peu près exclusivement ses ravages. Les points frappés, reliés entr'eux, forment à peu près un arc de cercle autour de la ville haute. Nous observons, en effet, que l'influence épidémique se fit principalement sentir à la rue de Metz, à la rue St-Jacques, au bas de la rue d'Espagne, à la rue du Barry, au quartier du Garros, à la rue de l'Est, au quai des Marronniers, à la rue St-Pierre, à la rue de l'Ecole, au quartier de la Patte-d'Oie et du Barrail, à la route de Fleurance, au quartier de la Treille, à la rue de Lorraine, au boulevard Roquelaure, à la rue Santête.

« On voit bien que, d'une façon générale, ce sont les quartiers les plus bas, les plus froids et les plus humides qui ont eu le triste privilége d'être atteints par l'épidémie. Dans la rue Dessolles, point élevé cependant, mais où le soleil pénètre peu, un cas assez grave mais qui a fini par guérir, s'est aussi montré.

« Comme étiologie, nous ne savons attribuer cette maladie, outre l'humidité des quartiers signalés, qu'au froid humide de l'atmosphère. Les mois qui ont précédé l'apparition de l'épidémie ont été, en effet, ceux où les hauteurs d'eau tombées ont été les plus considérables. Ainsi, en novembre et décembre, à cause des pluies continuelles des deux mois précédents, le sol était saturé d'eau. Les vents qui ont presque constamment régné étaient, à ce moment, les vents de l'Est et de Sud-Ouest.

« La contagion, dans quelque cas, n'a pas été douteuse ; elle s'est exercée sur les enfants d'une même famille. Nous avons de fortes présomptions pour croire qu'une diphthérie grave ayant existé dans une habitation, des germes peuvent y être laissés et se révéler, à une époque plus ou moins éloignée, en attaquant les enfants, principalement, qui succèdent à leurs aînés. Nous avons vu, il y a quelques années, mourir du croup, dans la même maison, deux enfants, en deux ans.

« Nous nous sommes aussi demandé si, parmi les causes qui ont pu créer l'épidémie, on ne pouvait pas incriminer le curage du Gers en été, dont les eaux, près de la passerelle, renfermaient une si grande quantité d'animalcules qu'elles en sont lactescentes et le dépôt considérable sur la berge des vases infectes.

« M. le docteur Hélot, médecin à Bolbec, a raconté que sur les hauts plateaux du pays de Caux, il avait vu une mare infectée par le lavage des matières organiques d'une triperie. Cet état des eaux donna à un cultivateur voisin l'idée de les employer comme engrais ; il vida et cura la mare, sema les eaux et la vase sur ses champs ; mais immédiatement une épidémie très violente de diphthérie se répandit dans les environs des terres ainsi amendées. Le même fait se renouvela au bout de plusieurs années ; le résultat fut identique. Ce fût le même cultivateur qui en faisait, cette fois, la cruelle épreuve. Dans sa propre maison il y eut deux victimes. Ce fait a été signalé à M. Pasteur qui a promis de faire des recherches sur ce sujet.

« Dans l'opération du curage du lit du Gers, faite dans les mauvaises conditions que nous savons, et dans l'opération du cultivateur du pays de Caux, n'existe-t-il pas une bien grande analogie ? Aussi, supplions-nous la Municipalité d'Auch de ne point renouveler, à l'avenir, ce travail en été, et de ne plus déposer jamais des vases infectes le long des quais.

OBSERVATION. — « La majeure partie des enfants qui ont succombé à la diphthérie appartenaient à la classe pauvre et habitaient des maisons humides, étroites ou encombrées.

Obs. I. — « Le premier cas mortel éclate le 3 février sur l'enfant Moreno, âgé de 4 ans, rue St-Pierre. Il est soigné par le docteur Verdier. Depuis deux jours, malaise, fièvre, toux, dyspnée. A sa première visite, le médecin constate que la toux et la voix sont éteintes, l'enfant est aphone. Dyspnée très prononcée, ganglions sous maxillaires très engorgés ; simple rougeur à la gorge, toute la gêne est au larynx ; l'enfant meurt épuisé, le 5 février, et asphyxié par les pseudo-membranes au larynx et aux bronches.

Obs. II. — Le deuxième cas, encore mortel, se produit sur l'enfant St-Arroman, âgé de 5 ans, place du moulin. Cet enfant est amené chez le docteur Verdier, le 5 février, à 2 heures du soir. Notre confrère constate que l'enfant présente tous les symptômes caractérisque du croup. L'état général est si déplorable, qu'on ne peut songer à la trachéotomie. Mort le lendemain.

« Une douzaine de cas ; les uns assez graves, les autres finissant tous par la guérison, succèdent, durant les quinze jours qui suivent, aux deux croups mortels relatés plus haut.

« Après de longs mois de repos (de mars à novembre), la diphtérie fait, ensuite, une deuxième apparition et elle est précédée ou accompagnée d'angines pultacées et d'angines herpétiques. Dans plusieurs cas, on observe aussi l'éruption caractéristique de la scarlatine, affection qui a régné une grande partie de l'année et, particulièrement, en même temps que les manifestations de la diphtérie. Nous ne trancherons pas la délicate question de savoir si l'identité de nature de la scarlatine et de la diphtérie existe. Nous nous bornerons à présenter quelques observations où les deux maladies ont été constatées sur le même sujet.

Obs. III. — « Enfant Pagès, 15 ans, rue de l'Est, a eu la scarlatine les jours précédents. M. le docteur Verdier voit ce malade, en l'absence du docteur Samalens, dans la nuit du 27 novembre. L'éruption a disparu. L'enfant tousse, il y a de la dyspnée. Le docteur Verdier constate que les amygdales sont recouvertes de plaques diphthéritiques ainsi que le larynx et les fosses nasales. La mort se produit quelques heures après.

Obs. IV. — « Enfant Cazaux, 5 ans, rue du Barrail, scarlatine et angine pseudo-membraneuse, après quelques jours où la maladie s'est montrée grave, la guérison se produit.

Obs. V. — « Garçon 7 ans, rue du Barrail, angine pseudo-mentbraneuse, dyspnée indiquant de la laryngite de même nature. Scarlatine avec fièvre intense ; après vingt jours, guérison, mais anémie encore très grande (soigné par le docteur Verdier.)

Obs. VI. « — Enfant Ransan, route du Garros, scarlatine et angine couenneuse assez intense et assez tenace. Guérison (soigné par le docteur Verdier.)

Obs. VII. — « Enfant Burgan, 8 ans, rue Santête, angine couenneuse très grave compliquant la scarlatine (guérison.)

Obs. VIII.— « Fille Burgan, 4 ans, sœur du précédent, rue Santête, plaques couenneuses sur tout le fond de la cavité buccale, dans les fosses nasales, diphthérie maligne compliquant la scarlatine Mort rapide par intoxication diphthéritique. Ces deux enfants ont reçu les soins du docteur Serres.

« A coup sûr, en présence de ces six dernières observations, Archambault n'eût pas manqué de les interpréter en faveur de sa manière de voir, c'est-à-dire en faveur de l'identité de nature de la diphthérie et de la scarlatine. Pour nous, nous laissons à des maîtres compétents le soin d'apprécier, comme il convient, les faits que nous venons de rapporter.

» Pour bien montrer la gravité de la maladie et son caractère septique, nous allons maintenant présenter les observations suivantes que nous devons, en grande partie, à l'obligeance de messieur le docteurs Verdier et Serres. M. le docteur Molas a également bien voulu nous fournir des renseignements intéressants sur les malades de sa clientèle.

Obs. IX.— « Garçon, 5 ans, rue Blazy, soigné par le docteur Serres, angine couenneuse grave. compliquée d'hémorrhagies nasales fréquentes et de broncho-pneumonie, anémie profonde. Mort par syncope, en pleine convalescence.

Obs. X. — « Enfant Cator, 10 ans, élève de l'Ecole St-Paul, soigné par le docteur Verdier. Plaques diphthéritiques très larges et très épaisses sur les amygdales, sur le voile du palais, sur la luette et sur la la partie supérieure du pharynx ; dyspnée peu prononcée, toux rauque, fièvre, faciès congestionné. Cautérisations au nitrate d'argent et au jus de citron, raclage des fausses membranes qui se reproduisent avec rapidité. Vomitifs, inhalations d'eau phéniquée en vapeurs, potion au cubèbe. L'angine dure du 8 au

20 décembre. La laryngite ne présente pas d'autres symptômes que ceux des premiers jours. Engorgement des ganglions sous maxillaires. Haleine fétide. A partir du 20, bronchite avec expectoration abondante, bronchorrhée, paralysie du voile du palais, anémie consécutive profonde, toxique. Le malade est à peine retabli à la fin de janvier.

OBS. XI. — Enfant Duilhé, soigné par le docteur Serres, quai des Marronniers, 10 ans, a succombé d'anémie et de bronchite, consécutives à une angine pseudo-membraneuse fort longue. Un frère de cet enfant a été, en même temps, atteint d'angine couenneuse grave; il est guéri.

OBS. XII. — « Enfant Barrère, route de Fleurance, 7 ans, soigné par le docteur Verdier. Depuis 8 jours malaise, fièvre, toux rauque, dyspnée. Le 15, le docteur Verdier constate que tout le fond de la cavité buccale est couvert de plaques diphthériques. La dyspnée, la toux et la voix éteintes, l'engorgement des ganglions sous maxillaires font diagnostiquer une laryngite pseudo-membraneuse grave. Le traitement a été le même que celui décrit dans l'*obs. X*. L'enfant meurt le 20 décembre, non pas d'asphyxie mais d'empoisonnement diphthéritique. Malgré les conseils du docteur Verdier et malgré les avis que j'ai eu l'occasion de donner au père Barrère, celui-ci n'a pas voulu isoler l'enfant en le laissant venir à l'hôpital. Il est demeuré, à notre grand regret, au milieu de ses frères et sœurs. Aussi, la contagion a-t-elle été terrible dans cette maison où trois enfants ont succombé.

OBS. XIII. — Fille Barrère, 17 jours, route de Fleurance, sœur du précédent, fausses membranes dans toute la cavité buccale, dans les fosses nasales, morte le 28 décembre.

OBS. XIV. — « Fille Barrère, 12 ans, sœur des précédents, atteinte à son tour le 20 décembre, fausses membranes sur les amygdales. Malgré un traitement énergique, les fausses membranes s'étalent rapidement sur le voile du palais, sur la luette, sur la partie supérieure du pharynx et dans les fosses nasales. Après 15 jours de soins, elles disparaissent de la cavité buccale et diminuent dans les fosses nasales ; épistaxis fréquentes, anémie consécutive très prononcé, toux légère, voix nasonnée, paralysie du voile du palais ; l'inappétence persiste. Le 11 janvier, douleurs violentes dans la région précordiale, vomissements alimentaires. A l'auscultation, les battements de cœur sont irréguliers et donnent la sensation du bruit de galop ; pouls petit, Mort le 12 janvier.

Obs. XV. — « Fillette, 23 mois, rue du Barry, soignée par le docteur Serres, maison voisine de l'enfant sujet de l'*obs. XVII*. Visitée seulement par le docteur Serres le 1er décembre, cette enfant présentait depuis quelques jours des altérations de la toux, de la voix et de la respiration. Il existait, à peine quelques points blancs sur les amygdales. Mais, le lendemain, on constatait des plaques pseudo-membraneuses étendues. L'état s'est rapidement aggravé, malgré les fumigations de térébenthine et de goudron. Mort par asphyxie dans la soirée.

Obs. XVI. — « Bonne, rue de Metz, 25 ans. Angine pseudo-membraneuse fort persistante quoique pas très intense, paralysie du voile du palais, anémie, bronchite et coryza intenses jusqu'à fin janvier.

Obs. XVII. — « Daniel Lacaze, 5 ans, rue du Barry, a fait le 25 novembre le trajet de Montestruc à Auch sur une voiture découverte et par un temps très froid.

Le 26 l'enfant est inquiet, grognon, a du malaise et se plaint parfois de la gorge.

Le 27, dans la journée, il a un peu de fièvre. Le malaise continue et il y a de la gêne de la déglutition. A 9 heures du soir, le père tout effaré vient me chercher en me disant que son enfant se meurt, étouffé. J'arrive immédiatement. L'enfant est d'une constitution forte et d'une assez bonne santé habituelle. Il est alité depuis 6 heures du soir seulement. Je constate que la respiration est extrêmement gênée, que le timbre de la voix a baissé. L'enfant se plaint de la gorge. Le décubitus est latéral gauche, la tête un peu renversée en arrière, le faciès très rouge et couvert de sueur. Le pouls est assez fort et à 132. La respiration est haute, bruyante, 40 inspirations par minute, grande dilatation des ailes du nez. La toux est métallique, caverneuse, la voix très enrouée mais non éteinte. Les ganglions du cou sont plus volumineux qu'à l'état normal et un peu sensibles. Les amygdales et le pharynx sont rouges et couverts de quatre points grisâtres très adhérents.

« J'ordonne un vomitif avec un gramme d'ipéca ; je touche les points envahis avec du jus de citron. Je prescris alternativement chaque heure une potion : l'une avec 4 grammes de chlorate de potasse, l'autre avec 5 grammes d'extrait de cubèbe. De plus, je fais entretenir constamment à l'état d'ébullition une casserole remplie d'eau, dans laquelle on verse toutes les heures une cueillerée à bouche de la solution antiseptique suivante :

Alcool rectifié....	50 grammes
Acide phénique..	30 id.
Acide salicylique.)	
Acide thymique..}	àa 10 id.

« Comme l'enfant a pris peu de chose dans la journée, je lui fais donner du lait et du bouillon pendant la nuit.

« 28 : La nuit a été très agitée. Les accès de suffocation sont revenus par intermittence. Le matin, le sifflement laryngo-trachéal est devenu plus rauque, plus marqué dans l'inspiration et il masque complètement le bruit respiratoire, 32 inspirations par minute, sonorité normale dans toute l'étendue de la poitrine. La toux est fréquente, cassée. Les fausses membranes se sont étendues. J'en enlève un fragment qui ressemble, par son épaisseur et sa densité, à de la couenne de lard. Je touche toutes les trois heures la gorge avec du jus de citron, et je continue le traitement prescrit la veille. J'alimente l'enfant avec du jus de viande dans le bouillon, du lait. Je donne du café et de l'eau rougie. L'enfant veut bien prendre. Dans la soirée, vers 4 heures, la respiration devient plus gênée, l'enfant est agité, la voix est de plus en plus rauque. Je prescris encore un vomitif qui, par l'expulsion de crachats avec trace de fausses membranes, amène quelques heures de calme relatif.

« 29 : La nuit a été très agitée et le matin, vers 8 heures, il survient des accès de dyspnée intense. En prévision de la trachéotomie dans la journée, je prie le docteur Serres de voir l'enfant avec moi vers midi. La respiration est, à ce moment, bruyante, difficile ; la voix éteinte. Orthopnée, accès de suffocation. Les amygdales et les piliers du voile du palais ont un aspect gris sale.

Nous nous retirons persuadés que dans quelques heures la trachéotomie devra être faite. Nous prescrivons encore un vomitif, les forces de l'enfant étant assez conservées. Dans la soirée, l'état ne paraît pas s'être aggravé. L'enfant respire, mais avec du tirage laryngo-trachéal. Le traitement est suivi à la lettre et l'évaporation du mélange anti-septique est entretenu, nuit et jour, sans interruption. Depuis le début de la maladie, la température de la chambre est maintenue constamment de 18° à 20°.

La nuit est moins mauvaise que les précédentes, la voix est tout-à-fait éteinte, mais l'enfant respire moins mal. Il se plaint d'une douleur au cou, dans la région du larynx.

30 : « L'enfant a pu dormir sans trop d'agitation dans la matinée. Il prend très bien médicaments et aliments liquides. Sous l'influence d'une violente toux, sans sonorité, pendant laquelle le pouls est à peine sensible, le visage froid, de nombreuses mucosités et des débris de fausses membranes sont encore

expulsés. L'enfant, après cet accès de suffocation, a du calme et il paraît s'endormir. A partir de ce moment, l'amélioration continue, elle est lente, mais progressive. Je ne suis entièrement rassuré que le 6 décembre. Je continue encore mes soins et le traitement, tel que je l'avais institué dès le début, jusqu'au 18 décembre.

OBS. XVIII. — « Jules Labrive, 4 ans, rue Dessolles, est indisposé depuis le 26 novembre. Il tousse et n'a point d'appétit. Le 29, je suis appelé. L'enfant ne peut pas avaler. La toux est fréquente, rauque, caverneuse ; la gorge est tapissée de pseudo-membranes épaisses, grisâtres. L'engorgement ganglionnaire est assez marqué. Je fais vomir l'enfant, il rend un morceau de fausse membrane d'une épaisseur remarquable.

« J'établis le même traitement que pour Daniel Lacaze *(Obs. précédente.)*

« Depuis le 29 novembre jusqu'au 7 décembre, l'état demeure grave ; les amygdales hypertrophiées sont, pendant tout ce temps, couvertes de plaques grisâtres, se reproduisant très rapidement si on parvient à les enlever. La gêne de la respiration est plus ou moins grande par moments ; mais à part le premier jour, il y a loin des accès observés chez l'enfant sujet de la précédente observation. Cependant, chez Jules Labrive l'état général est moins bon, la pâleur de l'enfant est considérable, un léger écoulement séreux s'écoule par le nez ; dès le début, l'alimentation est acceptée avec plus de difficulté. Voilà pourquoi le petit malade n'a été un peu rétabli qu'à la fin de décembre. La convalescence a été particulièrement longue, il y a eu de la paralysie du voile du palais.

« Le traitement du début a été continué jusqu'au 15 décembre, époque ou les fausses membranes ont entièrement disparu. A partir de ce moment, j'ai prescrit des potions toniques au quinquina, au punch, pour relever les forces et j'ai donné des peptones avec le bouillon. L'enfant encore affaibli n'a pu faire sa première sortie que le 20 janvier.

« Nous pourrions encore donner l'observation de nombreux cas ; mais nous nousen dispenserons, parce que presque tous ne présenteraient que des faits analogues à ceux déjà relevés dans les observations ci-dessus. Cependant, nous signalerons encore un malade de M. le docteur Molas, âgé de 7 ans, demeurant au quartier de Nourric qui, après une diphthérie très caractérisée avec albumine dans les urines, pléiade ganglionnaire, entre en convalescence le 20 novembre, est atteint de méningite le 27 et succombe du 29 au 30.

Le tableau suivant, dans lequel nous indiquons l'âge des malades, la forme de la maladie, sa terminaison, permet, en quelque sorte, de suivre la marche de l'épidémie.

Numéros d'ordre.	DATE du DÉBUT.	SEXE.	AGE.	FORME de la MALADIE.	TERMINAISONS.	OBSERVATIONS.
1	3 février.	masculin	4 ans	Laryngite pseudo-membraneuse	Mort le 5 févr.	
2	5 —	—	5 —	Croup.	Mort le 6 fevr.	
3	3 —	—	10 —	Angine cou.	Guérison.	
4	5 —	féminin.	2 —	—	—	
5	8 —	—	3 —	—	—	
6	8 —	masculin	1 —	—	—	
7	11 —	—	5 —	—	—	
8	13 —	féminin.	7 —	—	—	
9	17 —	masculin	8 —	—	—	
10	20 —	féminin.	4 —	—	—	
11	25 —	masculin	3 —	—	—	
12	26 —	—	11 —	—	—	Paralysie du voile du palais
13	15 novemb.	—	5 —	Croup.	Mort le 17 nov.	
14	20 —	féminin.	3 —	Angine cou.	Guérison.	
15	21 —	—	1 —	—	—	
16	25 —	masculin	5 —	Ang. et Croup	—	—
17	28 —	—	9 —	Croup.	Mort le 28 nov.	Scarlatine.
18	29 —	—	6 —	—	—	

NUMÉROS d'ordre.	DATE du DÉBUT.	SEXE.	AGE.	FORME de la MALADIE.	TERMI- NAISONS.	OBSER- VATIONS.
19	29 novemb.	féminin.	7 ans	Angine cou.	Guérison.	
20	30 —	—	5 —	—	—	
21	1er décemb.	—	3 —	—	—	
22	2 —	masculin	10 —	—	Mort le 26 déc.	Accidents céré-braux et intoxica'ion lente.
23	2 —	féminin.	2 —	—	Mort le 3 déc.	
24	3 —	masculin	5 —	—	Guérison.	Scarlatine.
25	5 —	—	8 —	—	—	idem.
26	5 —	—	5 —	—	—	idem.
27	6 —	féminin.	4 —	—	—	
28	6 —	—	4 —	—	—	
29	6 —	masculin	10 —	—	—	Paralysie du voile du palais.
30	7 —	féminin.	5 —	—	—	
31	9 —	—	3 —	—	—	Scarlatine.
32	9 —	masculin	15 mois	—	—	
33	11 —	—	2 ans	—	—	
34	12 —	—	7 —	—	—	idem.
35	13 —	féminin.	2 —	—	Mort le 20 déc.	
36	14 —	masculin	6 —	—	Guérison.	Paralysie du voile du palais.
37	16 —	féminin.	3 —	—	—	
38	16 —	—	4 —	—	Mort le 17 sept.	Mort par in-toxication.
39	17 —	masculin	7 —	—	Guérison.	
40	19 —	—	11 —	—	—	
41	20 —	—	6 —	Croup.	Mort le 22 déc.	Mort par in-toxication.
42	20 —	féminin.	12 —	Ang. cou.	Mort le 12 janv.	idem.
43	21 —	masculin	10 —	Croup et a. c.	Mort le 23 déc.	idem.
44	21 —	féminin.	21 —	—	Guérison.	
45	15 —	masculin	5 —	Angine cou.	—	
46	25 —	—	3 —	—	—	
47	28 —	féminin.	15 jours	Croup.	Mort le 31 déc.	
48	31 —	masculin	6 ans	Angine cou.	Guérison.	
49	3 janvier.	—	9 —	—	—	
50	5 —	féminin.	23 —	—	—	
51	10 —	masculin	1 —	—	—	
52	12 —	féminin.	12 —	Angine diph-téritique.	Mort par into-xication.	Fausses mem-branes dans le nez et à la vulve.
53	15 —	—	4 —	—	Guérison.	
54	16 —	masculin	7 —	—	—	
55	16 —	—	3 —	—	—	

« En résumé, 55 individus ont été frappés, d'après notre enquête faite avec le plus de soin possible, 33 du sexe masculin et 22 du sexe féminin dont deux adultes. Sur ce total (cinquante-cinq sujets atteints), 14 ont succombé ; 8 garçons et 6 filles.

« L'épidémie s'est déroulée, pour ainsi dire, en deux actes séparés par plusieurs mois ; le 1er a duré un mois, et sur 12 sujets frappés 2 sont morts ; le 2e a duré trois mois ; sa gravité a été plus grande : sur 41 sujets frappés, 12 ont succombé.

« Six enfants seulement, au moment où ils sont tombés malades, fréquentaient les écoles et tous ont guéri. On nous a certifié que la surveillance des enfants à l'école avait été très active pendant la durée de l'épidémie.

« Au moindre soupçon d'un commencement de maladie quelconque, les maîtres ont renvoyé les enfants chez leurs parents. Le licenciement d'aucune école n'a été nécessaire. Il eût eu immédiatement lieu si la cause de la propagation du mal avait résidé dans la réunion des enfants, mais il a été démontré qu'aucun enfants n'a pris le mal à l'école par contagion. Toute contagion suppose une période d'incubation. Nous avons recherché quelle était la durée de cette période. Or, d'après l'examen des faits, nous avons été amené à conclure que la durée approximative de l'incubation avait oscillé entre 3 et 8 jours et que la limite extrême avait été de 15 jours.

« Les diverses manifestations de la diphtérie se sont produites, tantôt sous forme d'angine couenneuse, tantôt sous forme de laryngite pseudo-membraneuse avec intoxication générale.

Diphthérie du Pharynx.

« Ces cas ont été les plus nombreux. On voyait apparaître sur un des points de la gorge, sur une des amygdales d'abord, une rougeur pointillée, disposée par ilots irréguliers, bientôt recouverte d'un mucus blanc grisâtre, transparent, coagulé. Ces taches s'étendaient, se rejoignaient, croissaient en épaisseur par l'adjonction de nouvelles couches profondes et devenaient adhérentes. Les amygdales, la luette, tout le fond de la gorge étaient bientôt incrustés d'une pellicule fibrineuse formée par un feutrage de fibres entremêlées. Plusieurs fois, on a vu les membranes pénétrer dans les fosses nasales, s'y étendre et les tapisser d'un enduit épais et sanieux.

« Les symptômes locaux qui accompagnaient ces altérations étaient : au début, un mal de gorge léger, une gêne peu marquée dans les mouvements de déglutition, un frottement désagréable avec sécheresse de la gorge ; plus tard, survenaient la tuméfaction toujours croissante des ganglions sous maxillaires, le gonflement des parties latérales du cou, signe qui, chaque fois, faisait inspirer des craintes. Plus tard, il se faisait par les narines un écoulement de liquide séro-purulent, fétide, qui corrodait les parties avec lesquelles il était en contact et devenait l'indice de l'extention du mal aux fosses nasales. A ce moment les malades perdaient leurs forces, maigrissaient, avaient du dévoiement. Les symptômes se sont, peu à peu, amendés, chez le plus grand nombre ; mais la convalescence a été, d'une façon générale, longue, difficile, remarquable par la faiblesse du sujet et par des traces de perturbation de l'organisme : telles que paralysies du voile du palais, etc., affaiblissement des membres inférieurs.

Dipthtérie du Pharynx, du Larynx et des Bronches.

« Nous avons constaté, plusieurs fois, les tâches pseudo-membraneuses naitre sur les amygdales, se propager aux fosses nasales et au pharynx, plus tard se porter vers le larynx et les bronches, obstruer les voies aériennes et produire ainsi la forme croupale ou suffocante de la dipthérie. Dans sa marche l'affection comprend trois périodes : la première se caractérise par la présence de tâches dipthéritiques sur les amygdales et le pharynx ; la deuxième s'annonce par une toux quinteuse, de l'aphonie, de la suffocation, quelquefois des vomissements de fausses membranes. Pendant l'accès croupal, la toux est rauque, sourde, avec inspiration sifflante, quelquefois même étouffée. La voix est enrouée, basse, comme éteinte. En même temps, la respiration est laborieuse, il y a de l'anxiété, une coloration bleuàtre de la face, les accès de suffocation se succèdent à intervalles assez rapprochés. Dans la troisième période, la toux et la voix sont complètement éteintes, les inspirations sont accélérées, bruyantes, accompagnées de sifflements métalliques, le pouls est fréquent, irrégulier ; l'enfant se débat, se dresse dans son lit pour chercher de l'air, il étouffe, porte sa tête en arrière. L'enfant débile manque de force pour résister à la suffocation, il tombe dans la stupeur et s'éteint lentement asphyxié.

« Quand le croup devait se terminer par la guérison, les accès de suffocation devenaient moins intenses, la toux et les vomissements amenaient l'expulsion des fausses membranes du larynx et des bronches. La toux était humide, moins rauque, la peau reprenait sa coloration normale et ces accès de suffocation ne se reproduisaient plus.

« Ainsi, la diphthérie présentait un double danger. Occupait-elle la gorge, les narines, comme nous l'avons vu dans les cas les plus graves, il y avait menace d'intoxication de l'organisme; le sujet périssait à la longue et comme empoisonné. Envahissait-elle les voies de la respiration, il y avait suffocation par l'obstacle matériel qui empêchait le passage de l'air. Le sujet succombait, plus rapidement, asphyxié, et même ceux qui sont morts de cette façon étaient déjà dans le collapsus dû à l'empoisonnement diphtéritique, ce qui explique qu'on n'a pas pu ou cru devoir utilement pratiquer la *trachéotomie*. La diphtérie empoisonnait donc, plutôt qu'elle n'étouffait les enfants. Des épistaxis fréquentes, la pâleur des téguments, l'empâtement des régions sous-maxillaires, l'engorgement des ganglions, l'affaissement rapide des malades, étaient autant de témoignages de la nature profondément septique de la maladie. La mort subite a été un incident qui s'est montré, deux fois, dans le cours de la diphtérie. Le docteur Serres, dans ces deux cas, a attribué la syncope mortelle à l'état infectieux diphtéritique. Nous acceptons entièrement cette manière de voir. La mort subite ne survient elle pas également, assez souvent, à l'occasion d'une cause insignifiante dans le cours de la fièvre typhoïde, de la variole et de certaines pleurésies infectieuses?

Traitement.

« Pour compléter l'histoire de cette épidémie, il nous reste à indiquer sommairement les principaux modes de traitement mis en usage.

« La première indication était d'enlever les fausses membranes ou de les détruire, sur place, par des cautérisations. Il fallait attaquer la manifestation locale, avant que la maladie ait amené l'empoisonnement général. Dans ce but, on employait, dès le début, les vomitifs. La destruction sur place était obtenue par diverses substances astringentes et caustiques. Pour notre compte, nous avons renoncé aux fortes solutions de nitrate d'argent qui déterminent la formation de fausses membranes et compliquent la maladie en la masquant. Elles peuvent, de plus, donner lieu à l'engorgement des ganglions.

Nous avons préféré, dans cette épidémie, avoir recours au jus de citron.

Les alcalins, le chlorate de potasse, le cubèbe, le perchlorure de fer ; plus tard, le quinquina, sous toutes les formes, ont été tour à tour employés.

« Le traitement du docteur Delthil n'a pas donné d'heureux résultats jusqu'ici. Il a semblé, au contraire, que le traitement que nous avons détaillé dans l'observation XVII a été pour quelque chose dans les guérisons des deux enfants ainsi traités. M. Verdier a eu également une guérison. Mais, en vérité, en présence d'une affection comme la diphtérie, maladie spécifique par excellence, essentiellement toxique et contagieuse, peut-on jamais affirmer l'efficacité de telle ou telle méthode thérapeutique ? Les déceptions ne sont elles pas trop fréquentes ? Quoi qu'il en soit, c'est à ce traitement que, désormais, nous voulons nous fixer pour essayer d'en dégager, si c'est possible, ce qu'il peut renfermer d'efficace.

Dans la détermination des causes de la maladie, nous savons que la contagion est évidente. Aussi, comme moyen prophylactique, nous n'avons jamais cessé de préconiser les mesures de désinfection sérieuses des locaux occupés antérieurement par les malades et l'isolement des enfants contaminés. La famille Barrère est un exemple malheureux de l'infraction commise aux avis réitérés qui lui ont été donnés par les médecins.

« Le traitement, tel que nous le comprenons, peut se résumer en cinq indications à remplir :

« *1° Faire cracher les fausses membranes qui tapissent le pharynx et faire vomir celles qui menacent d'envahir le larynx.*

« Pour cela on donne un vomitif dont la formule variera suivant l'âge du sujet, de manière à déterminer des contractions expulsives.

« *2° Détacher les membranes accessibles et atténuer le processus local par des attouchements avec un pinceau chargé d'une substance modificatrice spéciale.*

« Le jus de citron est, à cet égard, très recommandable ; chacun peut se le procurer et l'employer aisément ; il faut, toutes les trois heures, toucher les points affectés.

« Si la maladie envahit les fosses nasales, faire des injections fortes avec l'eau boriquée (20 gr. par litre.)

« *3° Modifier la crase sanguine et la prédisposition générale de l'organisme.*

« Nous employons, dans ce but, alternativement chaque heure, deux potions : l'une, avec 5 gr. de chlorate de potasse, l'autre avec 5 gr. d'extrait de cubèbe.

« *4° Entourer le malade et ceux qui le soignent d'une atmosphère anti-septique artificielle.*

« Pour cela, nous entretenons, constamment, dans la chambre du malade, à l'état d'ébullition une casserole de terre remplie d'eau et nous y versons, toutes les heures, une cuillerée à soupe de la solution anti-septique suivante :

Alcool rectifié	50 grammes.
Acide phénique	30 grammes.
Acide salicylique.	aa 10 grammes.
Acide thymique	

« La chambre du malade étant toujours remplie de vapeurs anti-septiques, mêlées à l'air ambiant, malade et assistants respirent le mélange, jour et nuit, sans interruption.

« *5° Soutenir les forces, améliorer la constitution du malade par tous les moyens possibles.*

« Nous avons mis l'organisme en état de lutter contre la nature septique du mal en nourrissant les malades. Si la situation était tellement grave qu'aucun aliment solide ne pouvait être supporté, nous donnions du lait, du bouillon, surtout du jus de viande et des peptones, des grogs et des potions au quinquina.

« L'indication principale a été, dans tous les cas, de soutenir les force des petits malades et de mettre l'organisme en état de lutter contre l'action septique du mal.